QUELQUES CONSEILS

SUR L'HYGIÈNE ET LE RÉGIME

DES

MALADES A VICHY

PAR

LE Dr L. GRELLETY

MÉDECIN - CONSULTANT

PRIX : 1 FR.

VICHY

IMPRIMERIE DE A. WALLON

1875.

QUELQUES CONSEILS

SUR L'HYGIÈNE ET LE RÉGIME

DES

MALADES A VICHY

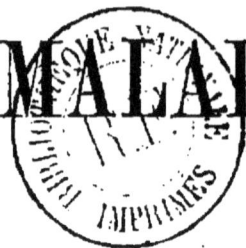

PAR

LE Dr L. GRELLETY

MÉDECIN - CONSULTANT

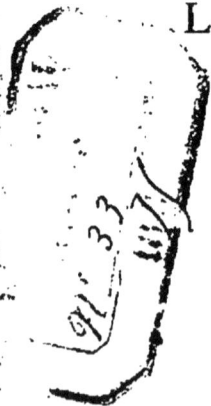

PRIX : 1 FR.

VICHY

IMPRIMERIE DE A. WALLON

1875.

AU LECTEUR

Sur la demande d'un certain nombre de malades, j'ai concentré en quelques pages, en quelques formules bien simples et bien rationnelles, basées avant tout sur l'observation des faits, les données essentielles de l'hygiène.

Point de classification savante ni de discussions théoriques. — Je prends le malade à son lever ; je l'accompagne dans la journée, et je lui dis franchement et courageusement : Voilà ce qui est salutaire, voilà ce qui est nuisible !

Et avec ces seules recommandations, pas d'excès, pas d'imprudences :

A celui qui vivait comme le rat dans son fromage, sans air, sans mouvement, sans distraction, je recommande l'exercice et la vie active ; à cet autre, qui expie cruellement aujourd'hui les caprices de son estomac, une nourriture saine et régulière.

« Au lieu d'employer la nuit au sommeil, vous la faisiez la complice de vos plaisirs ; à l'heure où le cerveau fatigué demandait du repos, vous étiez sans pitié, et le lendemain il était endolori ; dorénavant, plus de courbature, plus de prostration ; vous êtes condamné à économiser vos forces, à emmagasiner de la santé.

« Votre existence était enfiévrée ; vous vous usiez

comme ceux qui vivent beaucoup, en peu de temps. Eh bien! vos instants seront comptés et le cours de vos journées sera paisible jusqu'à la monotonie. Mais rassurez-vous, le calme de l'esprit vous fera trouver des charmes et de la saveur à tout ce qui vous laissait jadis indifférent. »

Tout nous engageait à nous mettre à la portée du malade. Celui-ci s'inquiète assez peu en effet de savoir quelles sont les doctrines en vogue, les noms qui font autorité; il veut avant tout pouvoir se reconnaître et se guider dans les faits vulgaires et de tous les jours. Comme Ariane, il a besoin d'un fil conducteur pour ne pas s'égarer dans le dédale de la thérapeutique.

J'ai essayé de poser quelques jalons et de rendre la route attrayante. Il est essentiel que de semblables publications ne soient ni fatiguantes à lire ni hérissées de considérations scientifiques, inintelligibles pour la plupart des lecteurs.

Je renvoie à notre livre sur les eaux de Vichy (1), dont une nouvelle édition, complétement refondue, ne tardera pas à paraître les lecteurs désireux d'être plus amplement renseignés, et de savoir à quoi s'en tenir sur une foule d'autres questions qui n'ont pu trouver leur place ici.

Tel qu'il est, je pense que ce modeste travail est susceptible de rendre quelques services.

C'est le seul but que j'ai voulu atteindre.

C'est plus que je n'ose espérer!

---

(1) *Vichy-Médical*, Guide des malades à Vichy. En vente chez les Libraires et chez l'Auteur. chàlet Paturle, rue Prunelle, près la source du Parc. — Prix : 2 francs.

QUELQUES CONSEILS

SUR L'HYGIÈNE ET LE RÉGIME

DES

MALADES A VICHY

La thérapeutique hygiénique est la base nécessaire, indispensable de l'art. Ses moyens n'éblouissent pas le vulgaire, il est vrai ; mais le praticien consciencieux qui en sent toute l'importance doit approfondir cette étude si utile, et en faire un judicieux et persévérant emploi.

Les modificateurs hygiéniques trouvent leur application dans la plupart des imminences morbides et des maladies chroniques traitées à Vichy.

Chomel n'a-t-il pas écrit qu'on pouvait triompher du plus grand nombre des maladies avec les seuls secours de l'hygiène, et que sans leur concours les médicaments les mieux indiqués seraient toujours insuffisants ?

On a dit depuis longtemps que l'hygiène
bien entendue était la médecine des hommes
bien portants. C'est très-vrai ; mais les moyens
hygiéniques prudemment dirigés sont encore
plus nécessaires au malade qu'à l'homme sain.
Ils ne font jamais de mal et ils font du bien...
toujours !

Ce fut là tout le secret des cures obtenues
si simplement jadis par nos devanciers. « Ils
pensaient que modifier le milieu dans lequel
vit un malade, c'est le traiter aussi réellement que si on le gorgeait de remèdes ; ils
croyaient à la puissance du régime et nous
n'en faisons plus qu'un cas insuffisant : ils
comptaient, pour le gouvernement d'une maladie, sur les opérations spontanées de l'organisme, assistées du secours de la diététique,
et nous ne comptons plus guère que sur la
seule intervention médicamenteuse ; ils obser-
vaient, et nous perturbons ; ils étaient hygié-
nistes en un mot, et nous ne le sommes plus,
ou du moins nous sommes bien près de ne
plus l'être. » (Fonssagrives, *Hygiène alimentaire.*)

Le mal a été signalé de partout, et il nous
serait facile de nous entourer des noms les
plus illustres.

Michel Lévy, pour ne citer que l'un des plus

autorisés, a signalé en quelques mots les principales causes qui éloignent notre époque de l'observation hygiénique, et justifié par là même toutes les tentatives qui ont pour but d'y porter remède.

« Quoi de moins hygiénique, dit-il, que nos usages et j'allais dire que nos institutions? Vêtements, nourriture, récréations, habitudes domestiques, obligations sociales, toute notre existence d'aujourd'hui, flottante et travaillée, ressemble à une gageure. On dirait que nous avons entrepris de nous conserver à l'encontre de toute règle de conservation. La mode nous étreint de ses caprices et nous condamne à changer tous les six mois la forme de nos vêtements; la fraude assiége nos tables et frustre nos organes des matériaux qu'ils réclament, si elle ne les convertit en poison; les institutions publiques de l'antiquité, qui exerçaient et reposaient tour à tour, dans un ordre harmonieux, les facultés morales et physiques du peuple, ont fait place à des systèmes qui annulent la vie publique, en la concentrant dans une sphère de stériles passions et d'irritantes puérilités. L'industrie, en dotant certaines classes d'un surcroît de jouissances et de bien-être, place une partie de nos populations sous l'atteinte permanente de causes morbifères d'un nouveau genre, multiplie dans l'atmosphère de nos cités les foyers d'insalubrité. Tel est le moment hygiénique de notre société, sans compter les mutations politiques et le déplacement violent des intérêts, deux conditions assez peu favorables au paisible balancement des santés. »

Nous avons donc pensé qu'il serait bon de vulgariser les notions essentielles de l'hygiène. C'est par elle que le malade peut espérer de restreindre le mal, de l'atténuer, lorsque l'art sera impuissant à le guérir.

La pharmaceutique, l'hydrologie elle-même peuvent ne pas tenir toutes leurs promesses; il n'en saurait être de même des sages prescriptions qui ont pour but d'éloigner le danger, d'enrayer la maladie, d'en prévenir les désordres, d'en réparer les suites, d'en empêcher le retour.

La plus grande partie de nos maux sont occasionnés par des erreurs de régime, et les meilleurs moyens pour les conjurer et les guérir, consistent moins dans l'usage des médicaments que dans la sobriété, le choix des aliments, l'exercice, la régularité des repas et l'application des soins les plus élémentaires.

En règle générale, il faut que la réparation alimentaire soit proportionnelle à la dépense, que l'exercice soit en rapport avec les forces, et que le sommeil vienne régulièrement rétablir l'harmonie.

La régularité dans l'heure des repas est d'une grande importance. Les personnes qui ne vivent pas dans les hôtels où l'on est servi à heure fixe, ne devront pas l'oublier. L'éloignement trop grand des repas, en ralentissant le cours de la bile, en créant des modifications quantitatives et qualitatives dans sa composition intime, peut être le point de départ des concrétions et des coliques hépatiques.

En fait de régime, le meilleur, le seul réellement profitable, est celui que le malade sait d'après sa propre expérience le mieux supporter. Chacun a son estomac à lui, *et cet organe le plus idiosyncrasique de tous, répugne aux arréts bromatolagiques formulés par avance et avec une rigueur magistrale.*

Tout malade intelligent pourra donc, dans la plupart des cas, connaître, tout aussi bien que son médecin, les substances alimentaires qui lui sont nuisibles et celles qui lui sont profitables.

On devra de préférence faire choix de l'aliment le plus léger, le plus nutritif, le plus facile à digérer. Les viandes blanches, la volaille, le poisson, les œufs, le lait, viennent en première ligne.

Les viandes sont mieux acceptées grillées ou rôties que sous toute autre forme.

La chair de porc et les substances grasses sont presque toujours mal supportées.

Un certain nombre de mets reviennent périodiquement sur les tables d'hôte. Nous allons consacrer quelques mots à chacun d'eux :

Carotte. — Une ébullition prolongée est nécessaire à l'hydration de ses fibres ; elle ne se digère bien que lorsqu'elle est petite et tendre. La carotte contient du gluten, de l'albumine végétale, *beaucoup de sucre de canne*, de la mannite, de la gomme, de l'acide pectique, du ligneux et une matière résineuse jaune qui lui donne sa couleur. Les diabétiques ne devront en manger qu'avec réserve. La carotte n'a aucune action spécifique dans les maladies du foie.

Goujon. — Mets d'une excellente digestion pour ceux qui l'aiment.

Œufs. — Les œufs sont un aliment complet, non par le blanc, mais par le jaune, qui, riche en principes nutritifs, les cède sans trop de fatigue à l'assimilation.

Oseille. — L'oseille contient beaucoup

d'acide oxalique. Un usage abondant et répété produirait la gravelle jaune ou d'oxalate de chaux (Magendie).

Fraises et fruits rouges. — Bien que ces fruits soient légèrement acidulés, ils rendent les urines alcalines et peuvent être autorisés indistinctement.

C'est à deux savants suédois, illustres parmi les plus illustres, que l'on doit les premières notions pour montrer comment les fruits acides peuvent être utiles contre la goutte. Scheele découvrit les acides des citrons, des groseilles et des autres fruits rouges, et vit que ces acides existaient dans ces fruits à l'état de bisels potassiques. Linné assure, d'après l'observation, que l'on parvient à empêcher le retour des accès de goutte en employant habituellement des groseilles. Ces fruits, de même que les framboises, les cerises, contiennent des bicitrates et des bimalates de potasse, qui sont brûlés dans l'économie, comme l'a prouvé Volher, et converties en bicarbonate de potasse. C'est donc une manière indirecte d'administrer du bicarbonate de potasse. Garrot permet les groseilles, les raisins, les oranges, pourvu qu'ils soient pris avec modération. J'ajouterai avec M. Bouchardat, pourvu qu'ils ne fatiguent pas l'estomac et qu'ils manifestent leur puissance diurétique.

Chousteur. — Il n'a que de médiocres propriétés nutritives, et, comme le chou, il détermine habituellement de la flatulence, lorsqu'il n'entraîne pas d'indigestion.

Artichaut. — Mangé à la poivrade, il ne saurait être digéré que par des estomacs vigoureux.

Poissons.— Les poissons huileux, les coquillages, le saumon, le hareng, le homard, les écrevisses, les crevettes, sont des aliments... suspects.

Pâtisseries. — Elles nourrissent peu et fatiguent la muqueuse en pure perte : des pesanteurs d'estomac, des éructations acides ou nidoreuses, l'amoindrissement de cet appétit qui réclame instinctivement les aliments réparateurs, sont les conséquences de l'usage de tous ces entremets que la sensualité recherche. C'est dans l'officine des pâtissiers que la gastralgie va se recruter.

Par conséquent, proscription à peu près générale.

Épinards.— Ce légume, d'une saveur fade, appartient à l'alimentation douce, relâchante et très-peu réparatrice. Comme les pruneaux, il remédie à la constipation.

Jambon. — Le jambon, de même que la charcuterie en général, ne convient qu'aux estomacs robustes. Les légumes doux, herbacés, tempèrent avantageusement les qualités irritantes de cet aliment.

Navet.—Appartient à l'alimentation douce, moyennement réparatrice. Il sert à varier le régime propre aux irritations nerveuses, aux phlegmasies viscérales chroniques.

Mouton. — Sa chair est l'un des mets les plus sains. Elle convient à toutes les personnes bien portantes, et est véritablement la consolation des estomacs affaiblis. Elle excite moins que celle du bœuf.

Pomme de terre. — Elle est, après le froment, la plus précieuse de nos ressources alimentaires. C'est de tous les farineux celui dont les diabétiques peuvent user avec le moins d'inconvénients.

Nous nous en tiendrons à cette courte énumération. Du reste, nous aurons l'occasion de revenir chemin faisant sur ce sujet.

Les détails qui précèdent ont non-seulement été consacrés par l'observation clinique, mais ils ont encore été vérifiés par des expériences

physiologiques. Car voici comment Gosse, de
Genève, qui possédait la faculté de vomir à
volonté, a classé un certain nombre d'aliments
dans l'ordre de leur digestibilité. Il a remar-
qué : 1° que les substances qu'il trouvait déjà
réduites en bouillie ou presque digérées au
bout d'une heure ou d'une heure et demie,
étaient la chair d'agneau, de veau, de poulet
et des autres volailles tendres, les œufs frais
à la coque, le lait de vache, les asperges, la
pulpe cuite des fruits, le pain rassis de froment, les pommes de terre et autres produits
féculents ; 2° la chymification n'a paru être
complète qu'au bout de quatre à six heures
pour la viande de porc, le boudin, les jaunes
d'œufs durcis, les herbes crues mangées en
salades, les choux, les choux-fleurs, les radis,
le pain chaud, les pâtisseries ; 3° enfin, il y
avait des substances qui séjournaient dans son
estomac au delà du temps que comporte une
digestion ordinaire sans éprouver de notable
altération. Gosse les a appelées substances
indigestes ; ce sont les parties tendineuses et
aponévrotiques, les os, les graisses, l'albumine concrète, les truffes, les champignons,
les semences huileuses, les olives, les noix,
les amandes, les pépins de pommes, de raisins, d'oranges, etc.

Nous ne saurions trop recommander la variété dans les aliments : « L'homme et les animaux sont ainsi faits, que, pour leur nourriture comme pour d'autres choses, ils se lassent toujours de suivre la même voie ; et en bien des choses, le changement, même pour le pire, est accepté par l'économie, non-seulement sans dommage, mais quelquefois avec avantage. » (Trousseau.)

Le changement de vie et de régime n'est autre chose, le plus souvent, que la soustraction du malade aux influences qui, dans le foyer domestique ou ailleurs, entretiennent la maladie.

Quoique les aliments empruntés au règne végétal soient d'une digestion généralement difficile, il sera cependant nécessaire de faire intervenir des légumes verts, des *salades*, dans l'alimentation de chaque jour. Ces crudités ne peuvent être contraires qu'aux entrailles délicates et irritées.

Nous avons souligné le mot *salade* à dessein, pour protester contre l'antique préjugé, exploité aujourd'hui par les restaurateurs, qui fait proscrire ce mets des tables d'hôte.

« Le vinaigre, les acides! » dit-on. Mais est-ce une raison parce que quelques rares malades ne supportent pas les acides pour défen-

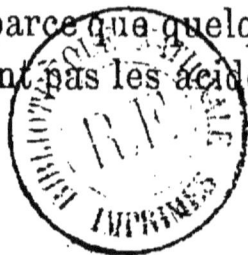

2

dre à tout le monde des légumes inoffensifs, je dis mieux, utiles?

Car enfin, il est prouvé que la salade, dans certains cas, excite l'appétit et aide à ingérer d'autres aliments, qui, seuls, ne seraient pas acceptés.

Les végétaux herbacés, de même que les eaux de Vichy, alcalinisent ultérieurement les humeurs de l'économie, et les acides organiques eux-mêmes des aliments et des boissons sont décomposés de telle sorte que le résultat de leur assimilation constitue non plus des acides, mais des produits alcalins.

Les feuilles des plantes vertes contiennent surtout de la potasse, et ce principe, combiné avec les acides organiques qui sont détruits, contribue à augmenter la masse de bicarbonate de potasse qui provient des aliments.

La salade peut être autorisée chez les goutteux, pourvu que les quantités de vinaigre et d'huile soient restreintes autant que possible.

Il serait imprudent d'insister sur l'usage des végétaux chez les goutteux gastralgiques, lorsqu'il existe des flatuosités gastro-intestinales ou un état névropathique de l'estomac.

En dehors de ces cas, il y aurait plus d'inconvénients que d'avantages à pousser trop loin le rigorisme, à mettre les hôtes de Vichy au régime de Sancho dans l'île de Barataria !

Ce que nous venons de dire doit s'entendre aussi du vin, dont l'intervention dans le régime thermal a pu être considérée comme une nécessité *fort douteuse*.

C'est là une médecine suranée, une chimie d'un autre âge, qui, aujourd'hui, n'a plus sa raison d'être.

Les acides dont on s'est seulement occupé sont les éléments transitoires, destructibles du vin, insignifiants dans les bons vins de table au moins ; tandis que ce dont on n'a pas parlé, l'alcool, est la partie essentielle, fixe, et par suite, la plus importante à considérer au point de vue du régime des malades et même des gens bien portants. L'acide tartrique, comme les acides malique, citrique, etc., une fois introduit dans l'économie, se détruit, se brûle et se convertit... en *carbonate alcalin*, c'est-à dire en un sel congénère avec ceux qui s'introduisent dans l'organisme par les eaux de Vichy.

Usez donc du vin sans crainte et sans arrière-pensée, et dites-vous bien que ses principes alcalins viennent s'ajouter à ceux de l'eau minérale, loin d'en contre-balancer les effets.

Inutile d'ajouter qu'en dehors de ce fait, le vin doit à son principe alcoolique des propriétés stimulantes ; à l'ensemble de sa constitution, des propriétés toniques qui lui assignent une grande place et presque le rang d'aliment dans notre diététique habituelle, celui d'un précieux médicament dans de nombreuses conditions de santé.

Les auteurs qui ont traité spécialement des maladies de l'estomac ont reconnu depuis longtemps les heureux effets d'un vin tannique de bonne qualité dans les maladies de l'appareil digestif. Le professeur Bouchardat en est grand partisan.

Le remède le plus efficace pour relever l'énergie des fonctions de l'estomac et leur fournir les éléments les plus propres à la sécrétion d'un suc gastrique abondant et normal, consiste dans l'administration d'un vin généreux.

Tous les médecins sont unanimes à mettre le vin au-dessus des cordiaux que l'art fournit : quelques-uns même préfèrent au vin de quinquina, pour animer les fonctions digestives et rétablir l'harmonie dans le grand appareil de la nutrition, les vins naturellement riches en tannin et renfermant la dose la plus élevée d'alcool, non pas d'alcool additionné, mais de celui que développe la fermentation du raisin.

Le quinquina, comme l'a démontré par des expériences très-précises un savant chimiste de Strasbourg, M. Schlagdenhauffen (*Journal de Chimie et de Pharmacie*, octobre et nov. 1873), ne cède qu'un cinquième des alcaloïdes de l'écorce ; presque tout reste dans le résidu qu'on jette, c'est-à-dire que le vin ne renferme que des traces physiologiquement insignifiantes des alcaloïdes du quinquina et sans action thérapeutique ; ce que le vin dissout du quinquinna, c'est le tannin.

On comprend dès lors que quelques praticiens préfèrent un vin *naturellement* riche en tannin ; soit que la combinaison de cet élément soit plus intime, soit pour tout autre motif, on évite de la sorte l'irritation, la sensation d'ardeur, de pyrosis, qui accompagne trop souvent l'usage prolongé du vin de quinquina.

« Le vin, a dit Hippocrate (*Traité des affections*), est chose merveilleusement appropriée à l'homme, si, en santé comme en maladie, on l'administre avec à-propos et juste mesure, suivant la constitution individuelle.

Le bordeaux est le vin par excellence des valétudinaires qui ont besoin d'être tonifiés, mais qui portent dans quelqu'un de leurs organes une épine inflammatoire ou congestive qu'il importe de ne pas réveiller. Comme pour tous les vins, son action se traduit par un effet de stimulation générale, de réparation plastique et d'exhilaration cérébrale. Les Anglais ont à tort reproché au vin de Bordeaux de ne convenir ni aux goutteux, ni aux rhumatisants, ni aux dyspeptiques, à *raison de son acidité;* ils devraient plutôt incriminer la qualité du bordeaux que notre commerce leur envoie que la valeur hygiénique absolue de ce vin précieux.

Le bourgogne est un vin autrement chaud et stimulant que le bordeaux, et les malades phlegmatiques, atones, à digestions paresseuses, chez lesquels le pouls est lent à s'émouvoir, s'en accommodent beaucoup mieux que des meilleurs crus du bordelais. Il y a d'ailleurs à faire valoir, en faveur du bourgogne, l'influence de l'habitude. Certaines populations telles que celles du Nord et de l'Est de la France, que ces cépages approvisionnent, ne trouveraient le bordeaux ni assez savoureux, ni assez chaud, ni assez corsé. (Fonssagrives.)

Pour les malades qui fréquentent Vichy, les vins blancs sont bien plutôt des médicaments que des aliments, et il ne faudra leur en permettre l'usage que s'il s'agissait d'exciter l'excrétion urinaire ou de combattre un état inquiétant de torpeur cérébrale. On pourrait même, dans le premier cas, rendre les vins blancs encore plus actifs, sans rien changer à leurs propriétés hygiéniques, en leur associant certains médicaments diurétiques, le nitre, la scille, l'acétate de potasse.

Le champagne mousseux peut être considéré comme un des véhicules les plus agréables de l'acide carbonique, et il trouve son utilité dans tous les cas où celui-ci est indiqué. Le gaz acide carbonique à petites doses peut être considéré comme un excitant gastrique, tandis qu'au contraire, quand on l'emploie à doses plus élevées, non-seulement il diminue, par une véritable anesthésie locale, la sensibilité morbide de l'estomac dans les cas de gastralgie, mais son action s'étend plus profondément au plan musculaire de ce viscère qu'il stupéfie, et dont il arrête efficacement les contractions dans le cas de vomissements opiniâtres. Toutes les fois que les convalescents présenteront sans signe d'irritation gastrique ou d'état saburral, un état d'éréthisme convulsif de l'estomac, quelle qu'en soit d'ailleurs la cause, il conviendra, quand les conditions de leur fortune le leur permettront, de substituer le champagne frappé à tout autre vin, et on arrivera souvent ainsi à modérer des vomissements rebelles jusque-là à tout autre moyen, et à prévenir les dangers d'une inanition menaçante. (Fonssagrives.)

Les gastralgiques et en particulier ceux dont l'estomac secrète une grande quantité d'acides, les diabétiques, feront bien de s'abstenir des vins sucrés ou de liqueurs.

Nous recommandons tout particulièrement l'emploi du vin aux diabétiques ; ils trouveront dans cet aliment *thermogène,* suivant l'expression de Bischoff, un moyen de suppléer en partie à la privation des féculents.

Le vin très-peu indiqué dans les paroxysmes fébriles d'une goutte chaude, sthénique, localisée, convient au contraire à merveille dans les cas de goutte atonique et vague reposant sur un fond éminemment asthénique, accusé par des engorgements œdémateux des jointures et une tendance habituelle aux syncopes.

. Nous rappellerons que Brown, après avoir traité sa goutte *inter pocula,* fit de l'utilité de cet agent, pour en modérer les paroxysmes douloureux, le point de départ de sa réforme thérapeutique.

Nous ne parlerons que pour les proscrire de certains vins recherchés par les gourmets, du Johannisberg, des vins aromatiques de la Moselle, de ceux de la Suisse, aussi bien que de ceux de l'Espagne et de bien d'autres pays. Il n'est pas prudent de faire un accueil trop chaleureux à tous ces hôtes, qui apportent des climats lointains une recommandation,—respectable, c'est vrai, — mais dangereuse.

L'alcool joue, à n'en pas douter, le principal rôle dans l'action physiologique et hygiénique du vin; mais son influence est modifiée par plusieurs autres principes immédiats, notamment par le tannin et les matières colorantes provenant de la pellicule du grain, de la grappe et du pepin.

Le vin, dont la densité est voisine de celle de l'eau, est absorbé moins rapidement que l'eau-de-vie; c'est encore une condition favorable qui a pour effet, en répartissant dans un temps plus long l'absorption et l'utilisation de l'alcool, d'en atténuer les dangers. A dose égale d'alcool, le vin rouge, contenant du tannin, enivre moins, ébranle moins le système nerveux que le vin blanc et surtout que l'eau-de vie.

Le vin s'absorbe sans subir d'autre modification que celle qui résulte de son mélange avec le suc gastrique; les ferments digestifs n'ont donc pas besoin d'intervenir pour en faciliter l'absorption et le rôle ultérieur dans la nutrition. Ceci explique très-bien l'utilité du vin dans les maladies pyrétiques.

La complexité des matériaux organiques qui entrent dans la composition du vin, et qui, à certains égards, se rapprochent de ceux de l'organisme humain, rend bien compte de l'action restaurante du vin chez les individus épuisés par suite d'anémie et d'une alimentation insuffisante.

Le vin potable doit avoir au moins un an. Les vins nouveaux, ceux qui n'ont que trois ou quatre mois, retiennent la plupart des qualités du moût, et n'ont déposé qu'une portion de lie ; ils sont lourds, d'une digestion difficile, laissent dégager dans les premières voies une grande quantité d'acide carbonique et donnent lieu à des rapports aigres et à des coliques. Les vins vieux sont, au contraire, plus digestibles, plus moelleux, d'une saveur plus fine, moins spiritueux sans doute, mais meilleurs au goût et au parfum ; ils restaurent l'estomac et relèvent promptement les forces. L'ivresse qu'ils occasionnent ne s'accompagne presque jamais d'indigestion. C'est la connaissance de ces propriétés hygiéniques qui fait dire depuis longtemps : « Vin vieux, vin de malade, » et à l'époque actuelle : « Eau-de-vie

vieille, eau-de-vie thérapeutique. » (A. Cha-
gnaud : *Des Causes de l'alcoolisme.*)

On a dit avec raison que la gaieté était la
sœur de la santé : elle devra avoir son couvert
à tous les repas des malades. « Ce que l'on
mange au sein de la joie, d'après M. Réveillé-
Parise, produit à coup sûr un sang pur, léger
et nourrissant. »

Surtout, laissez voguer en paix le vaisseau
de la chose publique !...

Le D\ Gros, dont l'esprit satirique a su tout
en riant (*Ridentem dicere verum quid vetat ?*)
mêler la fantaisie à d'excellentes vérités prati-
ques, y insiste tout particulièrement dans les
*Mémoires d'un Estomac, écrits par lui-
même.*

Il veut qu'on éloigne tout sujet de mélancolie et de tristesse : « Que la gaieté règne en
souveraine à votre table ! Je n'aime pas un
rire sournois à moitié honteux de lui-même ;
mais donnez-moi une bonne et robuste octave
de notes joyeuses, cela me réchauffe comme
un cordial. Ayez des convives aimables et de
bonne humeur. Ne rougissez pas de subir l'influence bienfaisante de la société des femmes.
Leur doux parler musical chasse l'ennui du
moment ! »

S'il n'est pas absolument **vrai**, comme l'insinue quelque part un auteur en vogue, que les qualités morales soient liées parfois à l'excellence de l'estomac, qu'une bonne digestion soit la preuve d'une conscience pure, il est certain que la contention d'esprit, les préoccupations intellectuelles, les causes morales tristes, ont un retentissement regrettable sur les voies digestives.

Il faudra donc s'affranchir de ce joug et cesser de compter, au moins pendant tout le temps de la cure thermale, « les grains de ce chapelet de désirs qui emplissent la vie, et que l'homme égrenne d'un doigt fiévreux et inquiet. »

« Quand vous arriverez aux eaux minérales, dit Alibert, faites comme si vous entriez dans le temple d'Esculape : laissez à la porte toutes les passions qui ont agité votre âme, toutes les affaires qui ont si longtemps tourmenté votre esprit. »

Si la mastication est une condition essentielle pour toute bonne digestion, elle devient encore plus indispensable chez les personnes âgées, dont les mâchoires ne fonctionnent plus avec la régularité et l'ardeur qu'elles avaient dans leur jeunesse. La nourriture doit être prise avec lenteur, alors même que la sensualité s'abriterait, comme dans le cas dont

parle Brillat-Savarin, « sous l'égide d'un din-
don vierge avantageusement farci (1). »

Si l'on mange trop précipitamment, si les
dents ou les mâchoires sont en mauvais état,
le bol alimentaire ne sera pas suffisamment
broyé et imprégné de salive. Arrivant dans
l'estomac sous une forme trop grossière, il exi-
gera un surcroît de travail de cet organe.
Nombre de dyspepsies n'ont pas d'autre point
de départ.

« On ne vit pas de ce qu'on mange, dit un
vieil adage, mais de ce qu'on digère. » Il faut
donc digérer, et cette nécessité est un niveau
qui couche sous sa puissance le pauvre, le ber-
ger et le roi.

Peu de gens savent ce qu'ils font quand ils
digèrent! La plupart sont comme M. Jourdain,
qui faisait de la prose sans le savoir. Il paraît

---

(1) Le cerveau, par lequel meurent tant de vieil-
lards, est, qu'ils ne l'oublient pas, dans une dépendance pathologique très-étroite, par rapport à
l'estomac, et le signal de l'apoplexie part le plus
souvent de ce viscère tyrannique. La vieillesse,
quelque gaillarde qu'elle soit, est de sa nature
comme une espèce de maladie, a dit A. Paré. Cette
vérité est dure, mais il est salutaire de s'en péné-
trer, car, à cet âge, les transgressions des limites
de la sobriété ne demeurent pas longtemps impu-
nies (Fonssagrives).

que M. Jourdain *fut bien plus content* quand le philosophe l'eût rendu certain que ce qu'il faisait était de la prose. Nous espérons occasionner aussi une grande satisfaction à nos lecteurs (je parle au masculin, ces détails ont trop de trivialité pour intéresser le beau sexe) en leur indiquant les principaux moyens de faciliter la digestion. Insistons tout d'abord sur la nécessité d'un exercice modéré après chaque repas.

Les médecins les plus éminents de notre époque ont confirmé la plupart des applications de l'exercice dans la thérapeutique des affections de l'appareil digestif :

« Le défaut d'nn exercice régulier, écrivait Chomel, dans son *Traité des dyspepsies*, est l'une des causes les plus fréquentes de la dyspepsie ; son influence sur le dérangement des organes digestifs est d'autant plus grande que le sujet a des muscles plus forts et plus aptes à supporter le mouvement : la vie sédentaire est généralement, par ce motif, plus nuisible aux hommes qu'elle ne l'est aux femmes, qui, d'ailleurs, trouvent dans la surveillance et les soins du ménage une cause de mouvement que n'ont pas les hommes. Un exercice modéré est un auxiliaire indispensable pour les bonnes digestions ; on pourrait dire proverbialement qu'on digère avec ses *jambes* autant qu'avec son *estomac*. C'est donc un des points les plus importants à considérer dans le traitement de la dyspepsie. »

Les promenades sont assez variées et assez à proximité de toutes les habitations pour que les buveurs puissent se procurer cette distraction dans les meilleures conditions.

On fera bien d'arpenter un peu les allées du parc avant d'aller s'asseoir autour des tables de la Restauration, où l'on se réunit en si grand nombre pour humer le mazagran traditionnel.

Le café, par son alcaloïde, la caféine, diminue non-seulement l'urée, mais l'acide urique et les urates. Il est en général salutaire aux goutteux, s'ils ne prennent pas d'aliments en excès. Ainsi que la gravelle, la goutte est inconnue en Turquie, aux Antilles et dans les colonies, où l'on prend du café à toutes les heures du jour.

Certaines affections du foie paraissent contre-indiquer l'usage du café ; on a vu des coliques hépatiques se reproduire sous l'influence de cette boisson.

Une pareille susceptibilité indique la conduite à tenir. Le café ne convient pas à toutes les constitutions, à tous les estomacs : les

personnes d'une grande irritabilité nerveuse,
les jeunes filles, les jeunes gens, qui éprouvent
si facilement des troubles cardiaques devront
s'en abstenir.

Mais ces réserves étant faites, qu'il me soit
permis de proclamer bien haut la valeur nutritive et hygiénique du café : la précieuse
liqueur excite l'estomac, réveille ses aptitudes
fonctionnelles, produit une sensation d'ala-
crité corporelle, d'aptitude au mouvement, et
justifie, par son action céphalique et exhila-
rante, la dénomination de boisson intellectuelle ; il agit agréablement tout à la fois sur
les sens et sur la pensée ; son arôme seul donne
à l'esprit je ne sais quelle activité joyeuse :
c'est un génie qui prête ses ailes à notre fantaisie et l'emporte au pays des Mille et une
Nuits.

Fontenelle, Voltaire, Mme de Sévigné, De-
lile lui-même, ont célébré la fève de l'Yémen :

> Mon idée était triste, aride, dépouillée ;
> Elle rit, elle sort richement habillée,
> Et je crois, du génie èprouvant le réveil,
> Boire dans chaque goutte un rayon de soleil !

« Il n'est personne qui n'ait constaté sur
lui-même et avec une complaisance sensuelle
les effets que produit cette boisson. Le cerveau

est doucement stimulé ; il échappe, dans une
certaine mesure, au sentiment des réalités
pesantes de la vie et du joug de la lassitude.
Les sens deviennent plus sagaces et d'un fonc-
tionnement plus précis ; l'imagination est plus
vive, le travail plus facile ; les combinaisons
d'esprit se pressent avec rapidité ; moins soli-
des peut-être, elles sont plus promptes, plus
claires ; la mémoire a une activité insolite ; les
idées coulent avec une fluidité inconnue ; l'esprit se dégage des préoccupations pénibles,
devient plus libre et plus gai, en même temps
qu'un sentiment de bien-être se répand dans
toute l'économie. »

« L'action du café révèle donc en lui une boisson intellectuelle dans toute la force du mot.
Quelqu'un a dit que les sots étaient plus en-
nuyeux quand ils avaient pris du café ; cela
revient à dire qu'ils sont plus loquaces, et ce
fait ne saurait être porté à la charge du café,
qui n'a jamais, quoiqu'on ait eu récemment
l'idée singulière de l'opposer au crétinisme,
affiché la prétention de donner de l'esprit aux
gens qui n'en ont pas. (Fonssagrives.)

La France est peut-être l'État où il se con-
somme le plus de café, et cette consommation
va s'accroissant d'année en année. L'importa-
tion de cet aliment, qui, de 1827 à 1836, n'é-

tait que de 17 millions de kilogrammes, s'est élevée trente ans plus tard à près de 87 millions de kilogrammes.

On a cherché à justifier, par cette même consommation de la boisson intellectuelle par excellence, cette sorte de suprématie de l'esprit que l'Europe nous accorde, et dont nous jouissons avec une satisfaction béate... qui pourrait bien avoir son réveil si nous n'y prenions garde !

Il faudra cependant se garer contre la nature des secours que le café peut prêter à la pensée et ne pas en abuser. On ne devra qu'*exceptionnellement* en prendre deux fois par jour. Inutile d'ajouter que le café veut être pris chaud et non glacé.

Et ici j'ouvre une parenthèse pour défendre non-seulement le café glacé, mais encore toutes les boissons glacées, pour montrer les fâcheux effets qui succèdent souvent à l'usage des boissons froides. Il est bon de s'élever énergiquement contre une habitude qui tend de plus en plus à prévaloir, même chez les malades qui fréquentent nos thermes.

Le système nerveux, les appareils digestifs et respiratoires sont les organes sur lesquels réagissent les boissons glacées avec le plus de violence.

C'est ainsi que certaines douleurs locales, le trismus, divers phénomènes spasmodiques, la mort instantanée même, qui peuvent avoir lieu en pareille circonstance, nous semblent résulter d'un trouble de l'innervation.

L'apparition subite d'une phlegmasie aigüe des organes digestifs ou respiratoires, aussitôt après l'ingestion de la boisson froide, ne permet pas de méconnaître le rapport qui existe entre la maladie et la cause à laquelle nous l'attribuons. A. Guérard (*Annales d'hygiène,* t. XXVII.), rapporte nombre de faits de mort instantanée, à la suite de l'ingestion de liquides très-froids ou glacés. Il pense qu'on peut se soustraire à ce danger ou du moins l'atténuer, en avalant à petits coups.

Le petit nombre d'accidents observés dans nos réunions, et spécialement dans nos bals, à la suite de l'usage des glaces, s'explique, d'après lui, par la lenteur avec laquelle elles sont introduites dans l'estomac, lenteur d'autant plus grande que leur température est plus basse.

Cependant il ne faudrait pas croire à l'innocuité absolue de ces précautions. La vacuité de l'estomac aide puissamment à rendre plus intense encore l'action nocive que nous venons de signaler; en effet, par cette circonstance, la boisson arrive immédiatement au contact de la membrane muqueuse gastrique. Lorsqu'au contraire des aliments, en plus ou moins grande proportion, occupent la cavité du viscère, le liquide se mêle à la masse, s'y échauffe et perd ainsi toute propriété nuisible.

Il serait préférable, dans tous les cas, de ne prendre que des boissons chaudes. Une tasse de thé léger et chaud met promptement fin à la sécheresse brûlante de la peau, et, par la diaphorèse qu'elle excite, produit un sentiment de fraîcheur agréable.

On a depuis longtemps signalé les qualités toxiques de l'air des cafés. Les effets que produit cette atmosphère confinée, chaude et pleine de vapeurs de tabac, tiennent à la fois du vertige, de la congestion cérébrale et de l'asphyxie. Si les gens en santé n'ont rien à gagner dans un air pareil, à plus forte raison les malades, les personnes à prédisposition cérébrale, ont tout à y perdre.

Hahnemann incriminait l'usage du café ; ses reproches peuvent moins légitimement être adressés au café qu'à la fréquentation des établissements où se débite cette boisson. Nous espérons donc que cet avertissement sera entendu.

Mais on ne prend pas seulement du café sous

l'ombrage des arbres du vieux parc, on y fume aussi, et... beaucoup. — « Pourquoi fume-t-on? s'écrie Michel Lévy. C'est pour guérir cette maladie de la civilisation qui s'appelle l'ennui. »

Quelle que soit l'époque à laquelle l'ennui a élu domicile chez nous, qu'elle date de Jean Nicot ou qu'elle remonte plus haut, je ne puis m'empêcher de dire quelques mots sur les influences dangereuses du tabac; et je le ferai sans imiter Fagon, médecin de Louis XIV, qui humait voluptueusement une prise pendant qu'il débitait une philippique contre l'usage de cette solanée.

En admettant tout d'abord que le tabac n'ait qu'un but utile, celui de combattre l'ennui, de prévenir la nostalgie, on obtiendrait bien plus sûrement le même résultat par le travail intellectuel et corporel. L'habitude de fumer, avec excès surtout, constitue un mode d'oisiveté cérébrale qui aboutit à l'inaptitude de l'esprit et à l'irrémédiable engourdissement des facultés.

Tout le monde connaît les effets que le tabac à fumer produit chez ceux qui n'y sont pas habitués : céphalgie, nausées, légère ivresse, indigestion, etc...

Mais ce qu'on ne sait pas assez, c'est qu'il

agit sur les facultés de l'entendement et peut
produire des accidents cérébraux. L'intelligence se trouble et devient plus lente, l'appétit se perd, et par suite, une faiblesse générale se déclare ; des céphalagies violentes se
manifestent; on doit enfin s'attendre, comme
accidents locaux, à des inflammations des muqueuses buccale, laryngienne et linguale, et,
en définitive, à une diminution notable des propriétés gustatives, qui entraîne la nécessité de
faire usage d'excitants pour les réveiller.

Je sais bien que ces faits sont heureusement
l'exception, et que l'habitude une fois contrac-
tée ces inconvénients ne se montrent plus ; mais
je sais aussi qu'il faut mettre sur le compte du
tabac bon nombre de dyspepsies, de laryngites
et d'autres affections.

Le processus de la dyspepsie dans ce cas est
des plus simples : le tabac a pour premier inconvénient de provoquer localement une hy-
persécrétion de liquides salivaires et gastriques
qui sont non-seulement perdus, sans nul profit
pour la digestion, mais dont l'absence est pré-
judiciable aux actes ultérieurs du travail sto-
macal. De plus, il occasionne (G. Sée) des contractions exagérées dans la tunique musculaire
de l'estomac, et les aliments par suite ne sont
pas suffisamment élaborés.

Dans l'un comme dans l'autre cas, le bol alimentaire, incomplétement transformé, agit à l'instar d'un corps irritant, et sa présence, au lieu de produire un stimulus favorable, entraîne des désordres plus ou moins nombreux dans les voies digestives.

On devra s'abstenir de fumer, autant que faire se pourra, dans la plupart des affections du tube digestif et des voies respiratoires.

On cherchera alors par tous les moyens possibles à se guérir de cette funeste habitude, qui n'offre aucun avantage et donne lieu à des accidents.

A l'habitude de fumer se joint celle de boire, et ici se présente la question du *bock* et du *petit verre*.

« L'usage immodéré de l'alcool est certainement une des causes les plus actives de décrépitude et de dégradation intellectuelle. L'intelligence, dans ce cas, en attaquant l'homme moral, devient un crime de lèse-société ; non-seulement elle éteint les sentiments généreux et fait tout sacrifier à cette passion grossière ; non-seulement elle fait commettre les actions les plus atroces, les plus immondes ; mais son influence fatale se fait encore sentir sur la génération issue de l'homme assez coupable pour souscrire à sa dégradation et à celle des enfants qui naîtront de lui ».

Nous écrivions dans la première édition de *Vichy-Médical* que nous n'avions pas à observer les maux de l'alcoolisme, ces enfants de la plus grossière des sensualités, chez les personnes bien élevées qui se rencontrent à Vichy.

Des publications récentes nous ont appris depuis, que le mal était plus fréquent dans les classes riches que nous ne l'avions pensé et qu'on ne le croit généralement.

M. le professeur Leudet (de Rouen) a exposé au congrès de Lille, à la session de 1874, tenue par l'association française pour l'avancement des sciences, une partie des observations qu'il a été à même de faire sur ce point parmi les malades de sa clientèle privée.

Voici les principaux caractères qu'il a relevés : troubles dyspeptiques ; ulcères de l'estomac subissant des alternatives d'apparition et de disparition jusqu'à ce que des hémorrhagies intestinales ou une hémathémèse viennent, par leur abondance, révéler toute la gravité de la situation ; ictère alcoolique, affections du foie et en particulier cirrhose ; diarrhées pouvant durer un temps considéra-

ble ; accidents paralytiques ; phénomènes sin-
guliers d'hypéresthésie, pris souvent à tort
pour du rhumatisme ; enfin la goutte, à laquelle
les abus alcooliques donnent une impulsion
non douteuse.

« Un fait qu'il faut proclamer bien haut, dit
M. Bergeron, sans jamais se lasser de le rappeler (car si tout le monde le sait, tout le monde
aussi semble l'oublier), c'est que toute boisson
alcoolique, vin, bière, cidre , eau-de-vie ou
liqueur, lorsqu'elle est prise en dehors des repas, agit beaucoup plus rapidement et avec
beaucoup plus d'énergie sur les organes, et
particulièrement sur l'estomac et sur le cerveau que lorsqu'elle est mélangée aux aliments.
L'immense majorité des cas d'alcoolisme aigu
ou chronique est due à la funeste habitude
qu'ont aujourd'hui tant de gens, dans toutes les
classes, de prendre, soit le matin à jeun, soit
avant le repas du soir, les uns du vin pur, les
autres, et malheureusement en bien plus grand
nombre, de l'absinthe, des vins alcooliques
secs, de l'eau-de-vie ou des liqueurs. Cet usage
a fait de rapides progrès depuis vingt ans, et
c'est à lui qu'il faut attribuer en grande partie
l'affaissement physique et moral de notre
pays. »

Il faut distinguer les alcools désignés dans le commerce sous le nom de *mauvais goût* et de *bon goût*.

Ces derniers seuls doivent être autorisés ; ce sont surtout les alcools viniques qui en forment la base ; ils sont retirés des jus fermentés et distillés des raisins, des cerises et *des cannes à sucre*.

Les alcools *mauvais goût*, qui sont employés aujourd'hui en prodigieuse quantité dans l'alimentation publique, se distinguent de l'alcool de vins par la forte proportion des principes étrangers, tels que les éthers, les hydrocarbures, les huiles essentielles de mauvaise nature qu'ils renferment, et qui tiennent sous leur dépendance l'odeur et la saveur désagréables qui les caractérisent.

La fabrication de ces esprits a lieu principalement dans le nord de l'Europe, et, comme elle s'opère à des conditions peu dispendieuses, qui permettent de les livrer à bas prix, même en se réservant des bénéfices considébles (Voy. Payen, *Traité de Chimie industrielle*), la consommation des alcools mauvais goût se substitue aujourd'hui à celle des alcools de provenance vinique, dont la préparation, à peu près limitée au midi de la France, (eaux-de-vie de Cognac et de Montpellier), peut à peine suffire aux besoins des classes riches et privilégiées de l'ancien et du nouveau monde. Et encore devons-nous ajouter que dans notre pays lui-même et dans les départements vignobles, c'est avec les plus grandes difficultés qu'on peut se procurer des eaux-de-vie naturelles, c'est-à-dire de provenance vinique, à cause des falsifications nombreuses et variées auxquelles les distillateurs et les commerçants savent habilement soumettre cette boisson pour en tirer le plus de profit possible. Ainsi s'explique l'étonnante quantité d'eaux-de-vie, de marc et de grains, tirées les unes du midi de la France, les autres du nord de l'Europe (Belgique, Hollande, Almagne) qui se consomment dans certains de nos départements, et servent à préparer des mélanges incroyables auxquels on se livre dans un but de lucre et de spéculation. Combien d'eaux-de-vie de grains, additionnées d'abord d'une certaine quantité d'eau, colorées ensuite avec du caramel, enfin mélangées avec une substance spéciale connue sous le nom de rance et destinée à communiquer au breuvage ainsi préparé le parfum et le bouquet de l'eau-de vie naturelle, sont livrées au commerce et débitées soit en France, soit à l'étranger sous la pompeuse et fallacieuse étiquette de vieux cognac ! Il n'y a guère que ces eaux-de-vie ainsi falsifiées et frelatées qui soient consommées par les populations des grandes villes et surtout par les classes ouvrières. La grande généralité des liqueurs est fabriquée avec des esprits de mauvaise qualité, qui, tout en n'occasionnant pas toujours, il faut le reconnaître, un mal instantané, exercent pourtant, par l'usage prolongé, une influence délétère sur l'organisme.

Ces réserves étant faites, nous n'éprouvons aucune crainte à préconiser l'alcool de bonne qualité comme complément de tout repas : — il fait mieux utiliser les aliments, en activant la sécrétion des sucs gastrique et pancréatique, en dissolvant les graisses et en favorisant les contractions de l'estomac.

Enfin, par le stimulus qu'il exerce sur le système nerveux, l'alcool ranime, du moins d'une manière temporaire, l'énergie des fonctions vitales.

L'alcool est utile toutes les fois qu'il y a un défaut de sécrétion du suc gastrique ou une hyperesthésie stomacale.

Dans la première variété de dyspepsie, l'alcool augmente la sécrétion du suc gastrique ;

dans la seconde, il produit une certaine anesthésie de l'estomac (1).

Lorsque les repas ont été suffisamment ar-
rosés et que d'autre part on va boire aux sour-
ces, on est peu tenté d'ingurgiter de la bière
dans l'intervalle. Nous consacrons cependant
quelques lignes à cette boisson, dans l'intérêt
de ceux qui sont atteints d'une soif inextin-
guible.

La bonne bière renferme de la dextrine, des
matières azotées, albuminoïdes et protéiques,
des matières gommeuses, des phosphates et
des carbonates alcalins; principes qui, pour la
réparation de nos tissus, ont une importance
capitale.

(1) Les liqueurs fermentées et distillées ne sont
contre-indiquées que dans les cas de pléthore habituelle, de tempérament sanguin très-prononcé, irritabilité extrême du système nerveux, prédisposition aux congestions cérébrales, idiosyncrasie
hépatique assez développée pour imprimer à l'ensemble de la constitution un cachet d'imminence
morbide et l'incliner aux affections aiguës et chroniques du foie, avec ou sans gastrite. En dehors de
ces cas, par cela même qu'il est difficile d'échapper
à toute occasion de stimulation alcoolique, la sa-
gesse veut que nous y disposions nos organes, et
qu'un agent qui n'est pas nécessairement nuisible
ne leur devienne pas, même à des doses exiguës,
une cause de perturbation et de malaise. (M. Lévy.)

La bonne bière est donc une excellente
boisson, pourvu qu'on en use comme du vin,
avec modération. Mais on désigne souvent
sous ce nom des mélanges hétérogènes qui ne
contiennent aucun des éléments sains et nutritifs que nous venons d'énumérer.

Parmi les substances que la fraude introduit
dans la fabrication de la bière, il en est dont
l'influence à longue échéance sur l'économie
est certainement funeste ; citons seulement la
couperose verte et l'alun. Mais à côté de ces
agents, on peut rencontrer des poisons redou-
tables, et la faible proportion employée ne
saurait servir d'excuse. C'est ainsi que la noix
vomique, la coloquinte et la strychnine ont été
utilisées pour remplacer l'arome du houblon,
qui est la substance la plus coûteuse de la
bière.

Les autres substances empruntées au règne
végétal, et qui sont malheureusement d'un
usage journalier, les lichens, les feuilles, l'é-
corce et la tournure de buis, les feuilles de
ménianthe, la gentiane, ont l'inconvénient de
ne point avoir l'arome agréable du houblon
et de ne remplacer que son amertume.

L'orge est souvent remplacé par d'autres
céréales ou par du sirop de fécule de pommes
de terre, dont le bas prix permet aux bras-

seurs de réaliser des économies considérables. Mais ce produit contient toujours une notable proportion de sulfate de chaux, provenant de la saturation par la craie de l'acide sulfurique qui a servi à transformer la fécule en glucose. On ne saurait fabriquer de bonne bière avec cet ingrédient, et c'est à tort que l'autorité en tolère l'emploi.

On le voit, il est difficile de rencontrer un produit qui présente toutes les conditions d'une bonne composition. *Et nunc erudimini...*

On devra en général préférer les bières faibles aux bières fortes, ces dernières étant trop alcoolisées.

Les bières faibles sont la bière de Paris, une partie des bières de la Belgique, plusieurs ales des Anglais.

Les bières fortes, plus concentrées, plus faciles à conserver, sont certaines bières blanches ou colorées de la Belgique, le *faro* de Bruxelles, le *mumme* des Allemands, le *peeterman*, le *lambic* et les *porters* anglais.

L'abus de la bière provoque l'embonpoint; mais il ne faut pas confondre cet embonpoint avec celui qui se produit normalement chez certains individus; il est de toute autre nature.

Le peuple, auquel cette distinction n'a pas

échappé, dit que la bière produit de la *mauvaise graisse*, et, si l'expression est triviale, le fait observé est vrai.

Par conséquent, les malades atteints d'obésité, de polysarcie, devront s'en abstenir.

Nous avons prononcé le mot *obésité*, et nous tenons à entrer dans quelques détails à ce sujet. Mirabeau disait d'un homme excessivement gras, que Dieu ne l'avait créé que pour montrer jusqu'à quel point la peau humaine pouvait s'étendre sans rompre. Il n'est malheureusement pas nécessaire d'atteindre des proportions aussi extraordinaires pour en être incommodé. Les personnes obèses sont dans un état continuel de malaise et incapables de supporter le moindre effort. Toutes les fonctions sont plus ou moins précaires, plus ou moins languissantes; la capacité pulmonaire et vitale et diminuée, et la puissance intellectuelle se proportionne à l'existence végétative du corps.

L'obésité nuit du reste à la beauté, à l'harmonie des proportions. « Rien n'est si commun que de rencontrer des physionomies jadis très-piquantes et que l'obésité a rendues à peu près insignifiantes. » (Brillat-Savarin.)

Il y a là, on le comprend, un grave sujet de

préoccupation et de tristesse pour la plus belle moitié du genre humain. Il serait pourtant facile de le prévenir.

Les moyens qui suivent ont pour but de combattre cette incommodité aussi fâcheuse que commune :

Il faudra tout d'abord éviter de manger des farineux ou des mets qui en contiennent; peu de pain, pas de riz, ni de pâtes, ni de pommes de terre, ni de haricots; pas de pâtisseries, ni biscuits, ni galettes; pas de purées, pas de macaroni ni de potages trop gras.

Le régime devra surtout comporter des viandes grillées, des légumes herbacés, des fruits de toute espèce, un vin généreux, un régime analeptique, en un mot, des toniques et des reconstituants.

La surcharge graisseuse, comme nous l'avons déjà signalé, loin d'être l'expression de la santé, indique bien plutôt un appauvrissement général.

Mais ce n'est pas tout.

Les malades ne devront rester au lit que le temps strictement nécessaire, sept à huit heures au plus, et faire beaucoup d'exercice.

Enfin l'hydrothérapie viendra compléter la cure et rétablir l'équilibre dans les organes et

l'harmonie dans les fonctions. Sous l'influence
de l'eau froide, le système musculaire gagne
de la force et de l'énergie ; il soutient sans fatigue, au bout d'un certain temps, des exercices dont il n'était pas capable auparavant;
l'assimilation, la nutrition, l'absoption intes-
titielle sont activées ; la vigueur de l'esprit
s'accroît en même temps que celle du corps,
et on éprouve un sentiment de force et de
bien-être que l'on n'avait pas soupçonné.

Quelques malades se font à tort un monstre
de l'hydrothérapie : la tolérance s'établit rapidement, et les personnes délicates s'y habi-
tuent très-vite.

Par conséquent, pas de douilletterie ni de
craintes pusillanimes. Le traitement que nous
venons d'indiquer est assez simple, assez bé-
nin, pour qu'il puisse être suivi par toutes les
personnes désireuses de guérir.

Après cette digression, revenons à notre
sujet.

La digestion, chez les personnes âgées surtout, s'accompagne parfois d'une certaine en-
vie de dormir : il semble que la nature affai-
blie ne peut suffire à la fois au travail de la
digestion et à l'excitation des sens.

Si le besoin est trop impérieux, il pourrait

y avoir inconvénient à y résister ; mais d'une façon générale je repousse la sieste : elle énerve beaucoup plus qu'elle ne repose.

Dans les premiers moments de la digestion, il est dangereux de se livrer aux travaux de l'esprit, plus dangereux encore de s'abandonner aux jouissances génésiques.

Cette observation contient un avis, même pour la jeunesse, qui ne regarde à rien, un conseil pour les hommes faits, qui oublient que le temps ne s'arrête jamais, et une loi pénale pour ceux qui sont du mauvais côté de cinquante ans. » (Brillat-Savarin.)

> . . . . . Votre corps cacochyme
> N'est point fait, croyez-moi, pour ce genre d'escrime,

dit Clistorel à Géronte, dans le *Légataire universel*. Pourquoi donc Géronte cherche-t-il à supplanter Éraste, le beau jouvenceau, alors que l'aphorisme d'Hippocrate : « *Virgo libidinosa senem jugulat,* » est suspendu sur sa tête comme l'épée de Damoclès ?

Pourquoi ?... Le poète a répondu pour moi en termes malheureusement trop éloquents. Hélas,

> Pas un sage n'a pu se dire en vérité
> Guéri de la nature et de l'humanité !

Après avoir fait à la tolérance la part aussi large que possible, nous ajouterons « que la médecine n'a rien à voir avec les regrets ou les tentatives d'une concupiscence qui s'irrite contre l'impossible et viole outrageusement les lois de la nature! »

Si le médecin est le tuteur de la santé, il est aussi, dans une certaine mesure, le gardien des mœurs, et il ne peut sacrifier l'un de ces sacerdoces à l'autre. Sa tâche sera remplie lorsqu'il aura hautement déclaré que le déréglement sénile abrège rapidement l'existence, lorsqu'il aura flétri les exigences d'une sensualité qui ne se rassasie pas ou que l'âge aurait dû éteindre!

Cibi, potus, venus, omnia moderata sint, disait le bon Hippocrate. C'est là le secret de bien des santés.

Qu'il nous soit maintenant permis d'entrer dans quelques considérations sur les actions musculaires, ces précieux moyens hygiéniques de relever les constitutions affaiblies, dans ce siècle chlorotique et nerveux par excellence.

L'exercice varié, accéléré, progressif, développe le corps, fortifie la santé, cuirasse pour ainsi dire l'homme contre les maladies les plus communes et les plus meurtrières : c'est l'adjuvant principal de la vie !

L'expérience démontre au contraire que des maux nombreux sont la conséquence de la paresse corporelle. L'inertie est aussi fatale au corps qu'à l'esprit.

La beauté intellectuelle va généralement de pair avec la vigueur physique : *Mens sana in corpore sano.*

Les robustes appâts de la Muse antique ont autrement de charmes que les miévreries phthysiques du Parnasse contemporain.

Les jérèmiades des éternels chantres de tous nos lacs, qui donnent le biberon à leur mélancolie, se ressentent de la misère physiologique de la génération actuelle ; tandis que les productions de nos pères portent l'empreinte virile de l'éducation physique que l'on recevait dans le passé.

« Les anciens puisaient dans les exercices du corps, non-seulement la force, l'émulation, le patriotisme ; mais la fatigue et aussi le désir de ne rien perdre de leur vigueur, les obligeaient à rester vertueux. Quand ils cessèrent de l'être, ils furent conquis. La décadence politique d'un peuple est toujours précédée de sa décadence morale. »

L'exercice habituel a pour propriété de rendre les mouvements plus faciles, plus déliés, de les associer plus rapidement entre eux et avec les sensations, de les soustraire à la longue à l'influence de notre volonté et de diminuer insensiblement la conscience de nos efforts.

« L'exercice doit être gradué, pas trop fréquemment répété, et alterné avec des repos.

« Quand on compare (*De l'habitude dans ses rapports avec la physiologie et l'hygiène. — A. Pauly. Th. Paris, 1872*) l'état musculaire, l'état de santé générale des individus livrés à des professions sédentaires, avec celui des travailleurs ou de ceux qui fréquentent les salles de gymnase, on peut très-bien constater les effets d'un exercice habituel. Les gens de la campagne sont incontestablement plus robustes et moins exposés aux maladies que les habitants des villes. »

Les effets de l'exercice se résument dans une accélération de tous les mouvements organiques qui président à la nutrition.

De la désassimilation plus rapide, résultent une plus prompte assimilation, un plus grand travail de nutrition et une élimination plus complète des éléments inutiles à l'organisme.

Employé avec modération sans provoquer
de lassitude, c'est-à-dire dans des conditions
réparatrices suffisantes, l'exercice sous toutes
ses formes (gymnastique, escrime, danse, équitation; etc.), établira un juste équilibre entre
toutes les fonctions, qui s'accompliront désor-
mais avec plus de régularité. La respiration
deviendra plus large, l'appétit augmentera,
les digestions seront plus faciles, le sommeil
plus réparateur.

La gravelle, la goutte, la glycosurie, l'obésité, ont été guéries ou considérablement atté-
nuées par les effet de l'exercice et du régime
combinés.

M. Durand-Fardel recommande encore
l'usage de l'exercice dans les cas de dyspepsie,
dans les gastralgies, dans les engorgements du
foie : « Il ne faut jamais oublier, dit-il, que la
gymnastique est une des conditions essentielles du libre accomplissement des fonctions
abdominales. »

Nul doute aussi que les affections nerveuses
si nombreuses, qui trouvent leur source dans
une existence sédentaire ou mondaine, ne
soient susceptibles de ressentir une améliora-
tion sensible de tout ce qui peut augmenter
l'activité des fonctions organiques.

Rappelons, pour mémoire, qu'il existe un

programme de gymnastique en chambre ; toutes les personnes qui sont obligées de rester
inactives et qui l'ont suivi, en ont ressenti les
meilleurs effets.

Le jeu de billard qui exige un exercice modéré, sera une excellente chose après les repas. Le Dr Patézon, inspecteur des eaux de
Vittel, le recommande tout particulièrement.

« Je ne connais .pas, dit-il, d'exercice plus
salutaire. Il occupe le système musculaire sans
pourtant occasionner de fatigue. L'homme qui
s'y livre marche, se penche, exécute des mouvements des bras qui se communiquent au
tronc, et en même temps son esprit trouve des
stimulants. Il imagine des combinaisons, se
déride à la vue d'un coup habile ou heureux,
anime la conversation par ses saillies, et la digestion se trouve faite.

« La *gymnastique* raisonnée est devenue,
de nos jours, un modificateur hygiénique et
médical d'une grande puissance, dont ne doit
être privé aucun établissement hydrominéral
destiné au traitement des personnes débiles et
des femmes atteintes de névroses ou chloro-
tiques.

« Dans tous les cas, lorsque l'estomac est
occupé à la digestion, il doit être le siége d'une
réaction suffisante, et aucun organe, aucun

système ne doit dériver à son profit le sang, le calorique, l'influx nerveux dont le viscère gastrique a le plus grand besoin pour accomplir ses fonctions. C'est pourquoi on ne devra se livrer, après le repas, ni à un travail d'esprit trop sérieux, ni à des *mouvements trop violents*. »

Aussi ne faudra-t-il jamais faire d'équitation immédiatement après le repas.

Il y aurait un inconvénient sérieux à abuser de l'exercice dans les maladies des organes pelviens : les longues excursions, les promenades trop prolongées et trop répétées, la fréquentation assidue des soirées, des bals, entraînent fatalement des exacerbations inflammatoires, des phénomènes douloureux et fluxionnaires du système utéro-ovarien; leur influence psychique et la fatigue physique qu'elles entraînent ne peuvent qu'être préjudiciables à la cure thermale.

La danse elle-même, qui est un agréable correctif de la vie sédentaire, la danse, qui contribue à l'éducation physique et seconde l'harmonie du développement, devient une mauvaise chose lorsqu'elle est trop répétée ou qu'elle se prolonge outre mesure.

Il est toujours regrettable qu'une soirée fasse brèche dans la nuit, alors surtout que la matinée du lendemain réclame tous les instants des malades.

Et puis enfin les refroidissements, les bronchites et le reste, attendent toujours danseurs et danseuses à la porte.

Je veux bien que la vie calme et régulière des eaux soit traversée par quelques diversions ; mais la prudence doit prévenir l'excès. Après une journée bien remplie, on devra toujours préférer l'excitation modérée, qui résulte des plaisirs de l'intelligence ou des douces émotions du cœur et de l'imagination, aux enivrements et aux fatigues de la valse... lascive !

Craignez avant tout les ravages des veilles démesurées.

L'influence bienfaisante du sommeil s'étend à toute l'économie ; il la retrempe, il la régénère. Chaque réveil semble une éclosion nouvelle à la vie. Le sommeil, dit Burdach (*Traité de Physiologie.*), rétablit l'équilibre des organes ou les y ramène autant que le permet l'état actuel de la vie. Il réduit les prises du monde extérieur sur l'organisme. En ralentissant les fonctions de plasticité, il diminue la consommation ; en amortissant l'action du cerveau, il met pour un certain temps la vie nutritive à l'abri de' mille causes de perturbation qui sont d'origine intellectuelle et morale.

Si l'on engraisse en dormant beaucoup, c'est parce que l'on respire moins, d'où la prédominance des matériaux hydrogénés et carbonés dans l'économie; le relâchement dans lequel se trouve les parties y favorise l'accumulation des fluides, et partant leur accroissement en substance.

Les meilleurs moyens de maintenir et de rappeler le sommeil sont : la régularité des heures qu'on lui consacre, la tempérance, la proportion entre l'exercice et l'alimentation, l'abstention de travaux intellectuels excessifs, de lectures ou d'entretiens émouvants, quelque temps avant de se mettre au lit, l'éloignement des stimulants senseriaux, l'habitude de se lever matin.

On s'endort gaiement au souvenir d'une causerie amicale qui a semé de bons rêves sous l'oreiller; le lendemain on se relève plus fort que la veille, l'esprit plus sain, la tête plus légère, et on savoure son réveil à loisir comme fait un buveur bien appris du dernier verre d'une vieille bouteille !

Il ne faudra cependant pas trop le savourer ce réveil, il ne faudra pas se refuser trop longtemps aux réquisitions sonores de la pendule obstinée. Je sais tout ce qu'on a écrit sur l'impérieuse tyrannie du cadran ; je sais que c'est un ennemi qui nous compte implacablement notre existence, que la rêverie et la nonchalance sont impossibles près de cet instrument de torture ; mais le soin de votre santé vaut bien la peine que vous quittiez votre rêve charmant, que vous échappiez aux caresses de vos visions !...

Sachez donc vous armer de courage et gardez-vous bien de négliger votre traitement... par paresse. L'exercice du matin est du reste une fort bonne chose : c'est une excellente préparation à la douche et au bain. La peau étant un peu préparée est plus apte à se débarrasser des souillures qui existent à sa superficie. Pour que la douche surtout soit vraiment profitable, il faut que tous les organes aient été préalablement soumis à un égal degré d'excitation, que tous les tissus soient épanouis et prêts à recevoir l'impression saisissante d'un contraire. Sans cela, la réaction ne s'accomplit que d'une manière incomplète.

On ne devra recourir aux douches qu'avec énormément de prudence chez les personnes dont le système nerveux est très-impressionnable, chez celles qui sont prédisposées aux

congestions actives ou passives, chez la plupart des goutteux ou des graveleux.

Aux deux âges extrêmes de la vie, on devra,
par des applications graduelles et ménagées,
proportionner la température du liquide et la
durée de la douche à la faculté de calorifica-
tion des sujets.

La douche en pluie verticale ne convient pas
aux personnes sujettes aux maux de tête, aux
migraines, aux étourdissements et vertiges.

Nous avons dit plus haut que pour obtenir
de la douche tout l'effet désirable, il était bon
que le corps fût en moiteur. On fera cependant
bien, lorsque la course ou les exercices auront
été très-violents, d'observer un intervalle de
quelques minutes, afin de laisser aux mouvements du cœur le temps de reprendre leur al-
lure calme et régulière.

On ne devra se préoccuper des phénomènes
qui marquent le début du traitement : insom-
nie, courbature, que s'il y avait persistance.
Il n'y a rien d'étonnant que les membres et les
nerfs, habitués à une apathie atrophiante, demeurent d'abord singulièrement surpris « de-
vant ce diable qui vient les secouer dans leur
inaction et leur ordonner de vivre. » Le système nerveux serait ébranlé à moins.

L'apparition de symtômes douloureux dans

les engorgements du foie et de la rate, serait une contre-indication ou commanderait la plus grande circonspection.

Les bains de Vichy sont contre-indiqués à peu près dans les mêmes circonstances que les bains en général. A la suite de M. Durand-Fardel, je citerai la disposition aux congestions ou aux affections cérébrales de toute sorte, l'existence d'une maladie du cœur, et en général toute espèce d'affection fonctionnelle ou organique de la poitrine.

A certaines époques, les dames devront s'abstenir de bains et de douches.

La promenade est encore meilleure après qu'avant le bain.

La plupart des recommandations qui précèdent sont des formules générales qui trouvent leur application dans tous les états morbides. Nous allons clore ce modeste travail par quelques conseils sur l'hygiène spéciale et le régime particulier qui conviennent à quelques maladies.

Hygiène et régime dans la goutte et la diathèse urique.

La goutte, *en dehors de l'hérédité*, a une cause si nette qu'elle est admise par tout le monde, excepté par les goutteux. On n'ose pas s'avouer à soi-même qu'on est enclin à la bonne chère un peu plus que de raison, et qu'avec cela la paresse a pris sur l'organisme un tel empire, que peu à peu, par l'habitude, on s'est fait une hygiène qui se résume ainsi : dépense insuffisante, réparation trop grande.

La goutte, il est bon de le souligner, s'acharne surtout après ceux qui, par une bonne chère longtemps soutenue, fournissent à l'assimilation un apport plus considérable d'éléments qu'il n'en faut pour faire face aux dépenses de l'organisme, et établir une équation entre l'alimentation d'une part et la dénutrition de l'autre.

C'est donc de ce côté que doit porter la réforme. Même après une cure heureuse et la disparition complète des symptômes de la gravelle urique, compagne habituelle de la goutte, il sera bon de se tenir encore en garde contre les rechutes et d'observer les prescriptions hygiéniques antérieures : prédominance de l'alimentation végétale, régime mixte, peu animalisé, peu ou point de spiritueux, à l'exception du café ou du thé, pas de salaisons, ni d'excès de table, exercice à l'air libre, gymnastique, hydrothérapie, etc.

Tout le monde connaît l'histoire de M. X..., cité par Magendie, qui, usant largement des plaisirs de la table, était tourmenté par la gravelle. Un revers de fortune le force à travailler pour vivre dans un état voisin de la misère, la gravelle disparaît complétement. Ses affaires se rétablissent, et il reprend son ancien genre de vie : retour de la gravelle. Un second revers le replonge dans la gêne et le débarrasse encore de la maladie; enfin la fortune lui sourit une seconde fois, et avec elle revient la bonne chère et sa triste compagne.

Ce fait, en mettant pleinement en lumière et la part prépondérante de l'alimentation dans la production du mal, et ce qu'offre de trompeur le sommeil passager de la diathèse, justifie de tous points les recommandations que nous avons faites pour arrêter le développement, et prévenir le retour d'une affection dont les manifestations empoisonnent l'existence du malade et peuvent devenir un danger réel.

Les podagres savent du reste ce que leur coûte chaque dérogation aux règles d'une tempérance nécessaire. Les épreuves bachiques de Brown ne sauraient être renouvelées sans inconvénients.

Est-ce à dire pour cela qu'on devra s'imposer la cruelle nécessité de ne jamais s'écarter en quoi que ce soit des prescriptions hygiéniques? Au dire de Réveillé-Parise, cette méticuleuse défiance de tous les plaisirs a ses avantages ; mais elle a aussi ses inconvénients. Il ne faut pas être assez fou pour être toujours sage. Le point essentiel pour le goutteux, quand il s'agit de régime, est de sentir le moment, l'à-propos de ce laisser-aller, et surtout le degré de ce qu'il peut se permettre.

L'exercice constituait pour Sydenham la base du traitement de la goutte. Cet éminent observateur préférait dans cette maladie les moyens hygiéniques aux drogues les plus vantées. Je connais les difficultés de l'application du remède, quand le mal est invétéré : aussi faudra-t-il y aller avec mesure et graduellement. C'est le seul moyen d'obtenir des résultats sérieux et durables.

Hygiène et régime des diabétiques.

Ici se pose tout d'abord la grande question des féculents et des matières sucrées. On tend à revenir aujourd'hui sur la proscription qui avait frappé les farineux. On avait exagéré l'importance de cette précaution, et quelques médecins n'hésitent pas à autoriser de temps en temps le pain ordinaire au lieu de l'éternel pain de gluten, qui, à la longue, finit par dégoûter le malade. Il importe essentiellement

en effet de sauvegarder l'appétit des diabétiques.

La tolérance que nous venons d'indiquer est
justifiée par les recherches de M. Mayet sur
l'alimentation des diabétiques. On trouvera
ces analyses consignées tout au long dans notre
livre sur les eaux de Vichy (*Vichy-Médical*).

M. Mayet a constaté :

1° Que la substitution du pain de gluten au
pain ordinaire n'offre pas un avantage telle-
ment considérable qu'on ne puisse se relâcher
de son emploi, lorsque dans certains cas il fatigue ou gêne le malade ;

2° Qu'étant admise, la difficulté de proscrire
d'une manière absolue les féculents du régime
des diabétiques, on s'est exagéré l'avantage
qu'il y a à retrancher de ce régime un certain
nombre d'aliments usuels dont la privation est
souvent fort pénible.

Il faut avant tout que les forces du malade
se maintiennent, qu'il ne perde pas de son
poids ; et il ne pourra en être ainsi que si on
concilie, dans les limites du possible, un régime tolérable, l'hygiène alimentaire et le goût
du malade.

Il est nécessaire que l'alimentation des diabétiques soit azotée, c'est-à-dire qu'elle ait la

viande et les corps gras pour base ; mais elle ne saurait être sans impunité exclusivement azotée. Ce serait guérir une maladie pour en gagner une autre. Et la gravelle urique succède parfois au diabète, parce que les malades ont négligé de faire intervenir les végétaux herbacés dans leur alimentation.

On peut utiliser largement les mets gras dans le traitement du diabète. M. Claude Bernard (*Leçons de physiologie*) a trouvé ce fait très-curieux, que, sous l'influence d'une alimentation grasse, le sucre diminuait dans le foie, absolument de la même manière que si l'animal avait été mis à l'abstinence absolue, et il explique ce résultat, en rappelant que les matières grasses sont exclusivement absorbées par les chylifères, et qu'elles ne passent pas par le foie.

Il est du reste remarquable de voir avec quelle facilité les diabétiques non cachectiques digèrent les mets réputés les plus indigestes. (Brouardel.)

La graisse, quelle que soit la forme sous laquelle on l'administre, a en outre pour avantage, en se déposant au début dans les tissus, de pouvoir prévenir ultérieurement la transformation trop précipitée du diabète gras en diabète maigre, et de retarder par ce seul fait l'apparition de la période cachectique.

Les diabétiques pourront prendre du thé, de l'alcool, du café, du vin, manger des fruits rouges et, à leur défaut, des autres fruits, les poires et les pommes. Trousseau autorisait même le raisin, qui contient cependant pas mal de sucre.

L'exercice, la gymnastique thérapeutique sont d'une telle utilité dans la glycosurie que, quand il n'existe pas encore d'irrémédiables complications, tous les glycosuriques qui ont de la volonté et de la persévérance guérissent, d'après le professeur Bouchardat, sans médicament et avec la seule puissance de ces moyens hygiéniques.

Il paraît extraordinaire, de prime abord, d'ordonner à un homme qui a perdu toutes ses forces de se soumettre à un travail pénible pour les récupérer ; mais l'expérience a prouvé que la dépense des forces devient chaque jour plus facile, non-seulement par l'habitude progressive, mais aussi par l'influence d'un régime bien réglé.

On trouvera dans *Vichy-Médical* l'énumération fastidieuse des mets qui conviennent ou sont nuisibles aux diabétiques, celle des aliments par lesquels il faudra commencer de revenir à la vie commune, quand les urines ne contiendront plus de sucre.

Hygiène et régime dans les maladies du tube digestif.

Je me hâte de poser en règle générale que la quantité d'aliments devra être subordonnée au degré de force digestive de chaque malade, et nullement à son appétit. Bon nombre de dyspepsies ne se développent que chez les gens qui se sentent les dents trop longues et l'estomac trop creux. L'habitude de prendre des aliments ou des liquides en trop grande quantité, en distendant l'estomac au delà de ses limites normales, détruit à la longue la tonicité de ses fibres musculaires. Il y a un relâchement consécutif, et l'estomac ne se contractant plus, ou se contractant d'une manière insuffisante, la sécrétion stomacale est diminuée. L'estomac finit en quelque sorte par se paralyser, comme la vessie, sous l'influence d'une rétention d'urine trop prolongée.

Plures occidit gula quam gladius; est enim fons omnium malorum, a dit Cicéron. Les gourmands devraient avoir ce sombre avertissement constamment présent à la pensée ; ils se feraient peut-être alors une vertu de la sobriété, et n'attendraient pas qu'elle leur fût imposée par une nécessité rigoureuse.

Chez les malades qui sont atteints de paresse stomacale, il sera bon de solliciter chez eux une sorte d'éréthisme digestif, en leur presentant des mets variés et appétissants.

Ces malades de leur côté devront surmonter le dégoût que leur cause la vue des aliments. Beaucoup se mettent à table avec une inappétence qui leur fait croire qu'ils ne mangeront pas ; mais aussitôt que le frottement des premières bouchées a nettoyé la langue, qu'il a enlevé les saburres qui imprègnent les muqueuses de la bouche et de l'arrière-gorge, l'appétit reparaît et la digestion se fait bien...

C'est là un fait qui ne doit pas être perdu pour la pratique.

Quant à ces appétits fantasques, caractérisés par un désir insensé des substances que nous regardons en général comme très-mauvaises, il faudra parfois savoir capituler thérapeutiquement et faire bon marché de la nature des aliments, pourvu qu'ils soient ingérés et bien supportés. L'appétence et le désir doublent en quelque sorte les aptitudes digestives de l'estomac. Si on ne peut accepter en hygiène d'une manière absolue le mot *quod sapit nu-*

trit, on ne saurait contester cependant que
le désir ne soit un puissant condiment pour les
mets et n'en facilite la digestion. Cette influence, sensible dans l'état de santé, le devient
encore plus dans la gastralgie et dans les affections utérines, où les goûts comme les ré-
pugnances alimentaires du sujet doivent rare-
ment être heurtés de front.

La diète augmenterait infailliblement la
susceptilité de l'estomac; on ne devra l'observer que lorsque cet organe rejette indistinctement toutes les substances alimentaires.

Il faut savoir, dit Grisolle, qu'il est des malades qu'on fait bien ou mal digérer, en chan-
geant la température de leurs aliments. C'est
ainsi qu'il en est qui digèrent rapidement en
buvant à la glace et en mangeant froids tous
les aliments, tandis que d'autres ne peuvent
digérer que les mets et les boissons rendues
plus chaudes que de coutume.

Voici quelles devront être les bases du traitement hygiénique de la supersécrétion ga-
zeuse : « Manger peu, soumettre longtemps les
aliments à une mastication prolongée, conserver au ventre et aux pieds une bonne chaleur
pendant la digestion, entretenir la liberté ab-
dominale, rompre les habitudes de vie sédentaire et de concentration intellectuelle, forti-

fier le système musculaire par l'exercice à l'air vif, prendre une nourriture tonique et même quelques stimulants alcooliques dans le cas d'asthénie des voies digestives; une nourriture rafraîchissante dans le cas d'irritation. »

Du moment que les professions sédentaires fournissent à la dyspepsie le plus fort contingent de malades, il sera bon de donner à l'exercice une large place dans son traitement.

A la mollesse des habitudes, à l'inactivité qui paralyse à la fois le corps et l'esprit, doit succéder la vie au grand jour, à la lumière du soleil qui vivifie tout ce qu'il touche. Les distractions douces et agréables, le spectacle d'une nature gracieuse et variée prédisposent favorablement l'économie à une rénovation complète et ajoutent leurs effets à ceux de la médication thermale alcaline.

On est convenu, dans le public, de regarder comme une *bonne chose* les préceptes que nous venons de formuler; mais en définitive on ne les suit pas. On se montre aussi négligent des précautions qui préviennent une maladie, qu'empressé, dans la suite, à s'enquérir des moyens de la guérir le plus tôt possible, quand elle est survenue.

C'est un tort regrettable, auquel il faudrait pourtant remédier.

J'ai essayé, selon la mesure de mes forces, de faire connaître, sous une forme aussi simple que laconique, les modificateurs hygiéniques et les principales règles de toute bonne diététique. Je souhaite que ces quelques pages répondent au but que je me suis proposé, celui d'être utile aux malades qui fréquentent Vichy.

Si je ne réussis pas,
J'aurai du moins l'honneur de l'avoir entrepris.

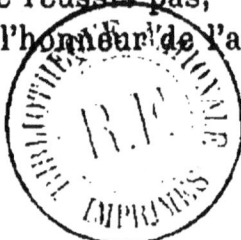

TABLE DES MATIÈRES

Vichy. — Imp. Wallon.

www.ingramcontent.com/pod-product-compliance
Lightning Source LLC
Chambersburg PA
CBHW071246200326
41521CB00009B/1655